AF401285

E. LESEUR
DE LA FACULTÉ DE PARIS

CONTRIBUTION A L'ÉTUDE

DE

L'AFFECTION

DITE

DES FOINS

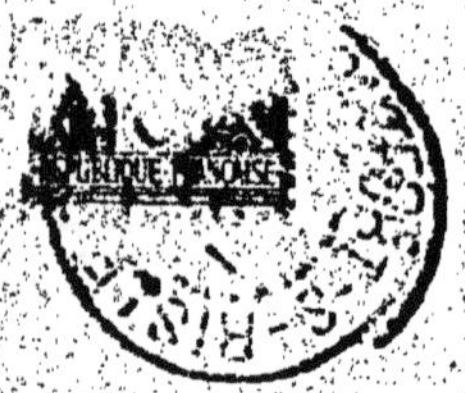

PARIS

HENRI JOUVE, Éditeur

15, RUE RACINE

1895

. LESEUR
LA FACULTÉ DE PARIS

CONTRIBUTION A L'ÉTUDE

DE

L'AFFECTION

DITE

DES FOINS

PARIS

HENRI JOUVE, ÉDITEUR

15, RUE RACINE

1895

A LA MÉMOIRE DE MON PÈRE
ET DE MA MÈRE

A LA MÉMOIRE DU DOCTEUR DUMÉNIL

Directeur de l'Ecole de médecine de Rouen.

A MES CONFRÈRES ET AMIS.

A MON PRÉSIDENT DE THÈSE

MONSIEUR LE PROFESSEUR DEBOVE

Membre de l'Académie de médecine
Chevalier de la Légion d'honneur

CONTRIBUTION A L'ETUDE

DE

L'AFFECTION

DITE

DES FOINS

AVANT-PROPOS

Le choix du sujet m'a été inspiré par l'analyse, faite par Ch. Eloy, d'un travail du Dr Joal du Mont-Dore. Cette analyse a paru dans le *Journal des Praticiens* en juillet de cette année.

Cette lecture me remit en mémoire, ou plutôt me fit attacher une importance à trois cas d'affection dite des foins que je connaissais.

De plus frappé par la rareté, *relative peut-être,*

de cette maladie, puisque, en 14 années de pratique médicale, je n'ai pu en observer que trois cas, j'ai cru bien faire en les relatant pour en tirer quelques conclusions.

Ce sera le sujet de ma modeste thèse.

INTRODUCTION

C'est avec intention que j'ai dit dans ce qui pré-
cède « affection des foins » et non asthme ou
coryza des foins. En effet, dans les trois observations que je possède, deux se rapportent à l'asthme,
symptôme le plus pénible, et une au coryza seulement. Mais la caractéristique de ces trois faits
pathologiques est d'être périodiques, annuels et
revenant assez régulièrement dans la deuxième
quinzaine de mai pour une durée moyenne de six
semaines.

On a voulu rapprocher de l'asthme des foins,
ou même identifier à cette affection, le coryza
spasmodique se produisant à des époques quel-
conques de l'année et sous l'influence d'odeurs
variées ou de poussières diverses ; il faut, je crois,
mettre à part cette catégorie de faits, car, à mon
avis, ils n'ont qu'un symptôme du mal qui nous
intéresse. Il n'ont pas l'ensemble, ni surtout la
régularité avec laquelle apparaissent les phénomènes qui constituent l'entité morbide dénommée
plus haut.

HISTORIQUE

Sans vouloir m'étendre longuement dans ce court travail sur ce qui a trait à l'histoire de l'asthme des foins, je crois cependant utile de dire quelques mots des auteurs qui se sont occupés de la question et ont attiré l'attention des observateurs sur cet ensemble de symptômes, ayant des dénominations nombreuses et des traitements plus nombreux encore ; ce qui prouve pour ceux-ci une efficacité sinon nulle, du moins très restreinte.

Le premier qui publie une observation, la sienne, est Bostock en 1829. Puis il lit neuf ans plus tard, à la société médico-chirurgicale de Londres, un mémoire ayant pour titre : « *Du catarrhe d'été.* »

Toutes les autres publications jusqu'en 1859, sont dues à des auteurs anglais : Gordon (1829), Prater (1831), King (1843), Mackenzie (1851), etc., etc.

Jusqu'en 1859, peu de choses dites sur ce sujet

en France, ce qui peut s'expliquer par la rareté des cas, comparativement à ceux constatés en Angleterre. Mais à partir de ce moment, paraissent successivement divers écrits de Fleury, Dechambre, Laforgue, Hervier.

Puis vient en Allemagne en 1860, l'enquête de Phœbus, qui à l'aide d'une circulaire, parvient à réunir 152 observations, la plupart communiquées par des médecins anglais.

En 1865, le professeur Germain Sée donne un résumé de la question, dans le *Dictionnaire de Médecine et de Chirurgie pratiques*. Parrot, deux ans après, consacre un article de quelques pages dans le *Dictionnaire encyclopédique*, et sous le nom d'asthme d'été, fait de cette affection une simple variété d'asthme.

Enfin, viennent les remarquables leçons de N. Guéneau de Mussy, la première en 1868, la seconde en 1872. Etudiant le terrain constitutionnel sur lequel se développe la maladie ; le médecin français fit faire un grand pas à la pathogénie, en regardant la rhino-bronchite spasmodique comme une manifestation de l'arthritisme. Il ajoutait que l'affection était plus fréquente en Angleterre, justement à cause de l'élément goutteux. La même cause est invoquée pour expliquer la prédominance de la maladie dans la classe riche.

Beard, aux Etats-Unis en 1876, réunit 200 cas et il résulte de leur analyse que l'affection qui nous occupe est en rapport intime avec la diathèse nerveuse. En effet les sujets atteints, pour la plupart, présentaient les manifestations suivantes : névralgie, dyspepsie, chorée, migraine, hystérie, hypochondrie.

Nous arrivons enfin à Daly, qui, en 1881, dans son mémoire, envisage la question à un nouveau point de vue.

Chez cet auteur, tout est dans le nez ; cet organe est le grand et le seul coupable. Pour lui, l'affection est sous la dépendance d'une inflammation chronique de la muqueuse nasale. Les spécialistes allemands, américains et anglais, partagent cette façon de voir et disent guérir leurs malades par un traitement chirurgical. En France, Natier, en 1888, a très brillamment soutenu cette thèse.

A ce moment, oubli presque complet de la diathèse arthritique et nerveuse ; enthousiasme à son comble surtout à l'étranger, pour la méthode nouvelle. Cependant en 1887, le chaud plaidoyer de M. Leflaive, fidèle à la théorie arthritique, la même opinion défendue en 1880 par M. Lermoyez, ramènent les esprits vers l'éclectisme, et beaucoup pensent qu'il y a autre chose que la lésion nasale dans l'asthme des foins.

En 1889, les articles de Ruault, de Dreyfus-Brissac, de Rendu sont favorables à la théorie arthritique.

Il faut encore citer parmi les travaux importants sur le sujet la thèse de Molinié en 1894. Dans cette étude, l'auteur ne reconnaît point comme symptôme pathognomonique le retour périodique et la durée des accès. A-t-il raison? Je ne le crois pas. Il admet l'arthritisme comme cause prédisposante de grande valeur.

PATHOGÉNIE

D'après les ouvrages lus et mes observations, malheureusement trop peu nombreuses, je voudrais faire ressortir que le hay fever est une affection qui, pour se manifester, exige les trois causes suivantes :

1° Arthritisme ;

2° Un ensemble de phénomènes pathologiques, de troubles, appelés nervosisme ;

3° Une hyperexcitabilité nasale particulière, faisant agir, comme cause occasionnelle très importante, des agents qui, chez le plus grand nombre, restent sans nul effet.

Depuis la première observation de cette entité morbide, un grand nombre de théories ont cherché à expliquer et déterminer les causes de l'asthme d'été ; mais chaque auteur, n'ayant en vue que la cause qui, non-seulement lui paraissait bonne, mais encore la meilleure et la seule vraie, a voulu en faire le facteur essentiel de l'affection à l'exclusion des autres.

Je crois qu'il serait sage et surtout plus conforme à la vérité de choisir et conserver dans chaque théorie ce qu'elle a de bon et de moins contesté. Ces idées sont à peu près celles du Dr Joal, dont un travail très intéressant, paru en 1895, dans la *Revue de laryngologie, d'otologie et de rhinologie*, résultat de ses nombreuses observations (127 cas), cherche à éclairer l'étude d'une maladie qui malgré les efforts faits, était jusqu'alors encore mal connue, au point de vue pathogénique, aussi bien à l'étranger qu'en France.

Chez nous, les cas véritablement moins nombreux qu'en Angleterre et en Amérique, passent quelquefois sans être diagnostiqués, ce qui fait croire à une rareté de l'affection dépassant au moins de moitié la réalité.

La pathogénie, est certainement dans tous les pays, la partie de notre étude qui a suscité le plus grand nombre de travaux. Cela s'explique, du reste, car de la connaissance des causes efficientes d'une maladie découle le traitement rationnel et utile de cette maladie.

Sur cette partie de la question, l'accord est loin d'être parfait entre les auteurs. Les solutions proposées semblent plutôt se contredire. Cela tient à ce que chaque auteur qui s'est occupé de l'affection, veut, avec un amour tout paternel, faire du facteur étiologique qu'il a trouvé toute la théorie pathogénique de la maladie.

Parmi ces théories, peut-être plus nombreuses

en apparence qu'en réalité, nous en retiendrons
quatre seulement qui méritent un examen sérieux.
Ces ont par ordre chronologique :

Théorie pollinique.
Théorie arthritique.
Théorie microbienne.
Théorie nasale.

THÉORIE POLLINIQUE

Les premiers auteurs qui ont écrit sur le hay
fever, frappés de la coïncidence qui existait entre
l'éclosion des symptômes et la floraison de certaines plantes, notamment du foin, ont tout naturellement cherché à établir entre ces deux faits une
relation de cause à effet.

A peine parue, cette théorie donne lieu à des
divergences d'opinion. Les uns veulent incriminer
les odeurs des plantes, les autres regardent comme
agent actif la fleur et probablement le pollen.

C'est Blackley, qui en 1873, a exposé avec le
plus de détails le mode d'action du pollen. Des
nombreuses expériences faites, tant sur sa propre
personne que chez deux autres malades, il fait ressortir que les inhalations de pollen produisent le
rhume des foins et que l'intensité des symptômes
est en raison directe de la quantité de pollen tenu

en suspension dans l'air ; quantité variant suivant un temps sec ou humide. De ces trois cas cités par Blackley, il est difficile de généraliser et de conclure qu'il en soit de même chez tous les sujets.

Le D' Joal répète les expériences de l'auteur anglais sur quatre de ces malades et il arrive à des résultats absolument négatifs. D'où il conclut que le pollen n'est pas le facteur unique, indispensable, de la fièvre des foins. Sans accorder au pollen une action spécifique, il est cependant des cas où on ne peut nier son action, son influence ; il agirait alors comme irritant mécanique et peut être chimique sur la muqueuse nasale.

Comme objection à la théorie pollinique, on a dit que les plus exposés à l'action du pollen (gens de la campagne) étaient les moins atteints, cela est vrai. Il faut donc chercher un autre facteur, ou plutôt un ensemble de conditions diathésiques créant une prédisposition à l'action de plusieurs causes occasionnelles.

THÉORIE ARTHRITIQUE.

La théorie arthritique est due à Guéneau de Mussy, qui en 1868, dans une clinique s'occupa de la fièvre des foins.

Ayant constaté, dans un certain nombre d'observations, des antécédents héréditaires de nature arthritique, il n'hésita pas à faire de la fièvre des foins une manifestation de cette diathèse.

Néanmoins, il ne niait pas entièrement l'influence du foin ; mais il admettait que cet agent constituait chez un certain nombre de sujets prédisposés une cause occasionnelle des accès. Cette doctrine, toute française, trouve un vaillant défenseur en Leflaive, dont la thèse, parue en 1887, plaide très brillamment en faveur de l'arthritisme, comme cause de la rhino-bronchite spasmodique (nom donné par Guéneau de Mussy à l'affection des foins).

Dans son ardeur à défendre l'idée qu'il a à cœur de faire triompher, Leflaive en arrive à la conception d'une maladie permanente à manifestations périodiques ; produit exclusif de l'organisme. Les accès sont en quelque sorte providentiels. Loin d'être un accident fâcheux, l'asthme d'été est au contraire une sorte de décharge, un exutoire des plus utiles par lequel l'organisme peut se purifier, se remettre à neuf pour ainsi dire. La note est forcée, mais l'explication est la suivante : c'est que Leflaive semble avoir pour unique objectif de refuter à tout prix les théories nasales et de leur ôter un à un tous les arguments, toutes les apparences de raison. Avec lui la lutte est circonscrite entre le nez et la diathèse : il est le champion ardent de celle-ci.

La théorie arthritique explique la plus grande fréquence de l'affection dans la classe aisée, puisque c'est là surtout que s'observe la goutte. Quant aux Anglais, il est également juste qu'ils en soient plus fréquemment atteints puisqu'ils sont de nature essentiellement goutteuse.

D'après le plus grand nombre d'observateurs, la diathèse arthritique est incontestable chez la plupart des malades présentant les symptômes de la fièvre des foins ; mais il ne faut pas faire de cette diathèse le facteur exclusif de la maladie ; d'autres causes entrent en jeu et donnent leur appoint à l'éclosion des phénomènes caractéristiques du hay fever.

THÉORIE MICROBIENNE.

Ce sont les Allemands qui ont inventé cette théorie : la théorie pollinique et arthritique ne pouvant leur suffire. Imaginée par Helmholtz et défendue par Binz, cette façon de voir n'a guère trouvé de crédit dans la science et malgré la place occupée de nos jours par les microbes, la doctrine microbienne paraît rejetée d'une façon à peu près unanime.

Helmholtz souffrait de la fièvre des foins depuis longtemps. Frappé de la régularité de ses accès, l'idée lui vint que son affection pouvait être due à des microbes existant dans l'air à l'époque de sa maladie et n'existant qu'à ce moment. Il examina au microscope le mucus nasal au moment de ses manifestations de hay fever et il découvrit de petits vibrions qu'il ne rencontrait jamais, dit-il, en temps ordinaire.

A peu près à la même époque, Binz expérimentait l'action de la quinine sur les infusoires, et Helmholtz qui en avait connaissance fit naturellement des injections nasales de solution quinique, ce qui, prétend-il, lui donna de bons résultats. Cela fut suffisant pour qu'en Allemagne la théorie microbienne de la fièvre des foins fût établie.

Plus près de nous et chez nous, en 1887, le Dr Chatellier présenta à la Société d'anatomie de Paris des préparations de muqueuse enlevée sur le cornet hypertrophié d'un sujet atteint de fièvre des foins. Sur le conseil du professeur Cornil, on examina cette partie de muqueuse au point de vue des bactéries ; il y avait lieu, en effet, de les comparer, si on en trouvait, à celles du foin en fermentation, ce qui aurait pu expliquer les symptômes de la fièvre des foins. Cet examen paraît avoir été négatif, car les résultats n'ont pas été publiés.

Certains auteurs concèdent qu'à la saison des foins, on trouve des organismes inférieurs dans les mucosités nasales, mais ils prétendent qu'on peut les y constater à toute autre époque de l'année, Cela se comprend du reste, quand on songe au très grand nombre de microbes qui d'après les belles découvertes de notre regretté Pasteur se rencontrent dans l'air et forcément se trouvent au contact de la muqueuse respiratoire.

Il faudrait pour donner autorité à la théorie microbienne, bien connaître d'abord les micro-organismes des fosses nasales saines ou malades ; non-seulement ceux qu'on y trouve, mais surtout ceux qui y vivent et s'y multiplient. On pourrait alors déterminer ceux qui y existent au moment de la fièvre des foins et surtout au début de l'accès.

Pour le moment, je crois qu'il faut rejeter cette façon d'expliquer l'asthme d'été, car avant de dé-terminer le mode d'action d'un micro-organisme, il faut d'abord démontrer son existence.

THÉORIE NASALE.

Cette théorie est due à Daly qui, en 1881, a affirmé d'une façon très nette, la relation intime entre le hay asthma et le catarrhe nasal. Cette façon de voir produit un grand enthousiasme chez les spécialistes rhinologistes. Daly ayant fait dis-paraître les lésions nasales de ses malades atteints de fièvre de foin, les cite comme guéris : il en conclut donc que la maladie est causée par la lésion nasale.

Cette doctrine toute séduisante qu'elle paraisse, ne peut expliquer tous les cas : car bien des malades atteints de l'asthme d'été, ne présentent point de lésions nasales. Ceci ressort d'une statistique du Dr Joal, basée sur des cas absolument personnels et nombreux.

Sur 28 cas examinés chez des sujets de 6 à 12 ans, il a trouvé :

10 fois une muqueuse hypertrophiée.

18 »   »   non hypertrophiée.

Chez 14 sujets de 12 à 22 ans :

8 fois une muqueuse hypertrophiée.

6 »   »   non hypertrophiée.

Chez 65 adultes de 22 à 51 ans :

47 fois une muqueuse hypertrophiée.

18 »   »   non hypertrophiée.

En résumé, sur 107 individus examinés, 65 présentaient des lésions hypertrophiques, le plus souvent bilatérales ; mais avec prédominance à la partie antérieure du cornet inférieur.

Dans 13 cas, on constate une assez forte déviation de la cloison. Un seul adulte était porteur de petits polypes muqueux.

Quarante-deux malades avaient une pituitaire qui paraissait normale.

Il est à remarquer que la proportion des lésions nasales dans les cas examinés, augmente à mesure que les sujets sont plus âgés et sont atteints depuis plus longtemps. Ce fait peut s'expliquer en prenant le contre-pied de la théorie nasale comme cause efficiente de la maladie : on pourrait de la cause faire l'effet. Dans bien des cas on serait autorisé à dire que l'hypertrophie de la muqueuse du nez est le résultat des poussées vaso-motrices dues aux accès périodiques du rhume des foins.

Les partisans de la théorie nasale, pour réfuter l'objection tirée de ce fait que certains malades atteints d'asthme des foins, ne présentent pas de lésions nasales, disent : « Cet argument ne peut être valable que s'il est basé sur des examens fréquemment répétés. » Ils font aussi remarquer qu'il existe une forme de rhinite, donnant lieu à des tuméfactions très passagères et limitées de la muqueuse du nez ; que, en dehors de ces poussées, il est quelquefois impossible au plus exercé de reconnaître sûrement son existence.

La meilleure raison à donner pour faire ressortir l'insuffisance de la théorie nasale de la fièvre des foins, c'est de rappeler aux rhinologistes que la grande majorité des individus atteints des lésions nasales qu'ils incriminent, n'ont pas, n'ont jamais eu et n'auront jamais de fièvre de foins, quoi qu'ils fassent.

Ce n'est donc pas la lésion nasale qui fait la maladie ; elle crée seulement une condition prédisposante, importante si l'on veut, mais non indispensable à l'éclosion de cette affection.

En dehors de l'altération pathologique de sa

muqueuse et de son squelette, que faut-il chercher dans le nez qui rende compte des actes
réflexes qui sont généralement admis pour l'explication des symptômes de l'asthme d'été? L'hyperesthésie de la pituitaire.

L'auteur déjà cité, le D' Joal, a recherché, avec
le plus grand soin, ce symptôme et il a trouvé
l'hyperesthésie à des degrés variables dans 116
cas sur 127. C'est donc là, un signe fonctionnel
de premier ordre.

RÉSUÉ DE LA PATHOGÉNIE

La fièvre des foins est une névropathie réflexe
d'origine nasale, résultant de l'irritation des terminaisons nerveuses de la muqueuse nasale par certaines poussières, notamment le pollen qui, en
dehors de son action mécanique, agit peut-être
par une action chimique particulière.

Chaque facteur examiné dans les quatre théories exposées, ne peut à lui seul faire éclore l'affection, mais il y contribue dans une certaine
mesure.

La plupart des malades atteints sont des arthritiques et des névropathes avec sensibilité exagé-
rée de la muqueuse nasale.

ETIOLOGIE

Les causes prédisposantes de l'affection qui nous intéresse sont certainement les moins sujettes à discussion et les plus faciles à établir.

Age. — Le début de l'affection est beaucoup plus fréquent dans l'âge adulte de 20 à 30 ans; mais néanmoins il n'est pas rare de voir les premiers symptômes de l'asthme d'été se manifester de 15 à 25 ans.

Le jeune âge est aussi sujet aux manifestations de la fièvre des foins, bien que dans une proportion plus modeste. Joal cite 39 cas d'enfants de six à douze ans sur 127 observations : proportion remarquable; mais que très consciencieusement l'auteur réduit à des proportions moindres en faisant remarquer que la station du Mont-Dore où

ce praticien exerce est surtout une station ther-
male à laquelle on adresse plus particulièrement
les jeunes sujets. Il faut cependant admettre que
le rhume des foins n'est pas aussi rare dans l'en-
fance qu'on l'avait cru et dit jusqu'à présent.

Quand la maladie a fait son apparition, elle se
manifeste à tout âge ; mais en général avec la
vieillesse les accidents s'atténuent, les crises bien
que conservant leur périodicité deviennent moins
intenses. Enfin plus tard, l'affection se transforme
assez fréquemment en asthme catarrhal avec
emphysème.

Il est absolument rare de voir la première atta-
que de hay fever se manifester après 40 ans.

Sexe. — Le sexe masculin est incontestablement atteint plus fréquemment, bien que hommes
et femmes soient sujets à l'affection. Sur mes trois
observations, deux se rapportent au sexe masculin
et une au sexe féminin. C'est à peu près la proportion indiquée par tous les auteurs.

Sur 433 cas cités par Phœbus, Wyman et Picard,
on compte 142 femmes. Morel-Mackenzie compte
dans ses observations 38 hommes et seulement
23 femmes. Joal, sur 127 cas, 47 appartiennent au
sexe féminin et 80 au sexe masculin. Ne peut-on
expliquer cette prédominance marquée du côté des
hommes par la plus grande fréquence de la goutte
dans le sexe masculin.

Hérédité. — L'hérédité arthritique se reconnaît dans presque tous les cas. Mais l'hérédité directe ou indirecte de l'asthme des foins n'étant point constatée nettement dans les trois cas que j'ai observés, je me contente de citer : d'abord, Morel-Mackenzie, qui, sur 61 observations, en compte 37 qui, de près ou de loin, présentent des antécédents héréditaires.

Joal voit sur 127 cas l'affection exister 31 fois chez les ascendants. Dans les cas observés, il indique une famille dont il a successivement soigné plusieurs membres ; le grand père, ses deux fils et cinq petits enfants qui, tous, souffraient de l'asthme annuel.

Race. — Il est presque généralement admis que la race anglo-saxonne est plus que toute autre exposée aux manifestations de l'asthme des foins, et que l'affection est plus fréquente chez les Anglais et les Américains.

Cette prédominance peut être expliquée avec assez de vraisemblance par ce fait que les nations citées, plus portées aux excès de table et plus affairées sont plus sujets aux manifestations de la goutte et de la neurasthénie.

Il ne faut cependant pas dire, comme Morel-Mackenzie, que « les Anglais et les Américains sont à peu près les seuls à souffrir du hay fever ». Sans nous occuper des autres nations, ne tenant compte que de notre pays, on trouve sur 127 cas do Joal, 98 d'origine française. Dans la thèse de Molinié, on trouve de même 83 faits observés par Garel dans la région lyonnaise.

Climat. — On doit attacher une certaine importance au climat, mais sans l'exagérer. De l'avis de tous, l'affection est plus commune dans les régions tempérées que dans les régions chaudes. La maladie, mieux observée et mieux étudiée en Angleterre, fournit des cas plus nombreux qu'ailleurs ; mais faut-il incriminer le climat ! N'est-ce point plutôt la race ?

Milieu social. — L'asthme des foins paraît être l'apanage de la classe riche ou au moins aisée.

Mes trois observations rentrent absolument dans cette classe (Un industriel, un greffier de tribunal, la femme d'un officier ministériel).

On a prétendu qu'on rencontrait l'affection des foins plus souvent chez les médecins. Cette profession y est-elle vraiment plus prédisposée ? Cela est peu probable ; mais les médecins plus observateurs de leur propre santé et placés dans les meilleures conditions pour remarquer la singularité et la périodicité des symptômes qu'ils présentent sont plus à même de nous fournir des documents sur l'affection en cause. De là, le nombre relativement grand des cas constatés et observés chez les médecins.

Diathèse. — C'est la plus sérieuse et la plus importante, à notre avis, des causes prédisposantes. En effet, il est bien peu d'auteurs qui n'aient admis cette cause. Les uns, d'après Guéneau de Mussy, veulent en faire le seul facteur ou du moins le facteur le plus actif de l'affection. D'autres, tout en invoquant comme seul efficace au point de vue de l'éclosion des symptômes, un facteur qu'ils ont trouvé et mis en relief, sont obligés de reconnaître que la maladie se manifeste presque toujours chez des sujets arthritiques.

Sans admettre que l'arthritisme soit la seule cause de la maladie, il est raisonnable de croire que cette diathèse crée une prédisposition puissante à la manifestation de l'asthme des foins, et fournit un terrain excessivement bien préparé pour la production des symptômes qui caractérisent cette maladie.

CAUSES DÉTERMINANTES

Très nombreuses elles sont, si l'on fait le total des causes énumérées par tous les auteurs qui se sont occupés du rhume des foins.

Chacun donne la première place à tel ou tel acte ur d'après ce qu'il a observé chez ses malades. Il est fort probable que les causes varient selon les sujets : les uns sont plus impressionnés par les odeurs, les autres par la lumière ou les poussières, etc. Chaque sujet paraît avoir une prédisposition particulière pour une cause plutôt que pour une autre.

Enumérons et examinons ces causes, sinon toutes, du moins celles qui paraissent avoir une véritable action sur l'asthme d'été et peuvent être, avec apparence de raison, invoquées par nos malades.

Pollen. — Les uns admettent son action avec enthousiasme, tels Blackley et Morel-Mackenzie qui ne reconnaissent que cette cause comme fac-

teur essentiel chez les gens particulièrement prédisposés.

Je ne puis entièrement rejeter cette cause, car
dans l'observation I concernant un industriel très
intelligent, qui a observé avec beaucoup de soin
les symptômes présentés chaque année, il ressort
ceci : c'est qu'une année où la maladie s'était
manifestée avec moins d'intensité et avait eu une
durée beaucoup moindre, il fut repris d'accès
dyspnéiques très violents à la suite d'une assez
longue promenade au milieu de champs de fro-
ment en pleine floraison (Cette floraison se produit dans notre contrée au moins un mois après
celle du foin).

Ce malade a de plus remarqué qu'il était plus
ou moins souffrant selon l'intensité de la végétation.

Notre sujet souffre de son affection régulièrement tous les ans ; mais il a été beaucoup moins
malade en 1887 et en 1893.

En 1887, il fut pris vers le 10 juin. Il est à
remarquer que cette année le printemps fut froid
et sec et que la poussée des foins fut très en
retard et très peu abondante.

En 1893, le printemps fut chaud et la végétation avancée de près d'un mois ; mais malgré cela
elle fut peu abondante. Les accès de notre malade
furent moins intenses mais se déclarèrent vers le
commencement de mai.

Il me semble donc qu'il est possible d'incriminer pour ce cas, l'action des plantes. Est-ce comme odeurs ou comme pollen? Je donne la préférence au pollen, parce que le malade a été impressionné une année par le blé pendant la floraison et qu'à ce moment il est impossible de regarder comme coupables les émanations odorantes, par le blé, le seigle, l'avoine, n'en ont pas ou du moins n'en ont pas d'appréciables comparativement aux graminées, autrement dit au foin.

Il ne faut pas cependant regarder le pollen comme un spécifique des manfestations du hay fever; mais je crois que chez certains sujets, il peut être considéré comme une cause occasionnelle d'une certaine valeur : soit qu'il agisse comme corps étranger, ou comme irritant par une action chimique particulière.

Odeurs. — Dans la plupart des publications, les odeurs figurent au nombre des causes déterminantes du rhume des foins ; mais la valeur étiologique qu'on leur accorde est bien peu importante. Faut-il reléguer cette cause au dernier plan? Mes trois observations ne donnent rien de bien précis à ce sujet. Les trois malades, pendant la durée de leurs crises, sont plus impressionnables aux odeurs qu'en temps ordinaire ; mais de là à en faire une cause déterminante principale de leur affection ce serait affirmer une chose mal prouvée par mes trois exemples·

Cependant vu le trop petit nombre des faits que

j'ai pu observer, je crois devoir citer les cas de Joal qui, lui, possède un nombre imposant d'observations personnelles.

Sur 105 de ses malades qui ont pu fournir des renseignements sur les causes occasionnelles qui amennient les poussées paroxystiques, 64 ont pu être rangés comme présentant l'élément olfactif comme facteur.

De ces 64 cas, 23 étaient affectés par les odeurs seulement et 41 étaient sous la dépendance d'autres influences, telles que la lumière, la chaleur, les poussières, etc. Il faudrait donc d'après cet auteur mettre les odeurs en tête des agents nuisibles. Sans donner à cette cause, la place la plus importante, il faut malgré tout la mettre en bon rang, autrement, ce serait ne pas tenir compte des observations si consciencieuses de l'auteur cité plus haut.

Lumière. — Certains auteurs, Bostock entre autres, font jouer un rôle capital à l'action de la lumière. Ce facteur est certainement à admettre même comme agent principal déterminant ; mais chez certains sujets seulement. L'observation II paraît donner raison à cette théorie, car c'est surtout exposée à la lumière vive du soleil, que les accès dyspnéïques se manifestent avec le plus d'intensité chez la malade. Cette cause pourtant quoique incontestable ne peut à elle seule créer toute la maladie. Cette action de la lumière, peut être mise en ligne de compte comme déterminant l'asthme des foins, au même titre que les odeurs et les poussières, etc.

Pour les rayons lumineux, le mécanisme de production des accès, est le même que pour les odeurs. Au lieu des terminaisons de l'olfactif, ce sont les nerfs ciliaires ou la rétine qui reçoivent l'excitation première : une action réflexe entraîne les symptômes secondaires.

Du reste, même chez certains sujets, non prédisposés à la fièvre des foins, on peut constater une abondante sécrétion nasale, lorsqù'ils ont été exposés aux rayons lumineux du soleil. Ce phénomène se produit même quelquefois, d'après certains auteurs, après l'exposition à une lumière factice (Gaz, électricité). Hack, de Fribourg, entre autres, a vu le nez s'obstruer et se mettre à couler quand, en examinant un malade, il dirigeait son miroir frontal sur les yeux du patient. Comme cause occasionnelle, la théorie oculaire a tout autant sa raison d'être que la théorie des odeurs.

Chaleur. — Des observateurs de grand mérite ont attribué au facteur thermique une grande part de responsabilité dans l'éclosion de l'asthme des foins.

Phœbus lui-même, fut amené à attribuer l'affection aux premières chaleurs de l'été qui, dit-il, sont une cause de maladie bien plus puissante que l'influence des plantes. Evidemment ce facteur a

sa place comme cause déterminante de l'asthme
d'été ; mais moins que tout autre il agit seul et il
est à remarquer que les malades impressionnés par
la chaleur, le sont aussi par d'autres causes, telles
que, poussières, lumière. 41 des clients de Joal
lui ont signalé l'élévation de la température am-
biante parmi les conditions étiologiques qui occa-
sionnaient ou aggravaient les poussées paroxystiques. Mais dans six cas seulement, il a pu saisir
l'intervention isolée de l'élément chaleur. Dans
deux cas, il est parvenu à ramener les éternuements, l'enchifrènement, le larmoiement, en diri-
geant un courant d'air chaud (35°), sur la muqueuse
nasale hypertrophiée. Il faut donc admettre, pour
quelques rares sujets, les effets irritants, directs,
mécaniques d'une atmosphère surchauffée sur la
muqueuse du nez.

Il faut, peut-être aussi, tenir compte de l'action
générale exercée par la chaleur sur l'organisme.
Tout le monde sait, que par les grandes chaleurs
de l'été, les névropathes, les neurasthéniques sont
plus impressionnables, plus irritables. Les réac-
tions du système nerveux sont alors plus faciles
et plus caractérisées. Chez les individus atteints
de hay fever, l'hyperexcitabilité nasale devient
plus prononcée et peut être mise en jeu par des
influences causales, inoffensives à d'autres époques
de l'année.

Poussières. — Gream, et à son exemple Beard,

ont soutenu que les poussières étaient l'élément
le plus actif de la manifestation de l'asthme d'été.
A ce propos, il faut se rappeler que les renseignements obtenus par Béard, l'ont été à l'aide de let-
tres circulaires adressées aux malades et dans ce
cas, on peut se ranger à l'avis de Morell Mackenzie,
qui dit : « Il est probable que ces malades se sont
trompés sur la véritable cause de leur affection.
Ne savons-nous pas combien il est facile, même
pour un médecin expérimenté, de faire des observations erronées et de méconnaître des signes
physiques importants? A plus forte raison, le
malade dépourvu de toute direction, doit-il se
tromper dans l'étude des problèmes obscurs et
compliqués que soulève l'étiologie ».

Il faut toutefois également tenir compte de ce
facteur qui, s'il n'est pas assez puissant pour créer
la maladie de toutes pièces, peut du moins être
une cause occasionnelle à considérer. La malade
de l'observation II, est très impressionnable aux
poussières de l'appartement, et il lui est arrivé
plusieurs fois, d'être prise d'accès dyspnéïques,
après avoir respiré des poussières venant de vêtements brossés ou secoués. Pour ce sujet, les rayons
lumineux et les poussières sont des causes déterminantes de grande valeur.

Comment agissent les poussières? C'est assuré-
ment par contact direct, par irritation mécanique
de la pituitaire. Il y a excitation des filets termi-
naux du trijumeau et comme conséquence déter-

mination de poussées vaso-motrices, entraînant des phénomènes spasmodiques.

Emotions vives. — Les sujets prédisposés au rhume des foins, étant tous plus ou moins névropathes, c'est-à-dire plus impressionnables, plus sensitifs que d'autres, il n'y a rien d'étonnant à ce qu'une émotion vive, une frayeur, une surprise fasse éclore les symptômes caractéristique de l'asthme des foins. Dans ces cas, les réflexes nasaux ont une origine centrale. C'est également à une origine centrale qu'il faut rapporter les deux cas suivants. Le premier est de Phœbus, qui cite une jeune fille qui fut prise d'un accès, en visitant une exposition de peinture, ou un tableau représentait une coupe de foin. Le second est de John-Mackenzie : cet auteur a fait éclater une violente crise, en montrant une rose artificielle à une dame ordinairement incommodée par l'odeur de cette fleur.

Causes diverses. — On cite encore les causes suivantes, comme adjuvantes de la production de l'affection des foins : changement de temps, fatigues physiques, vents, orages, humidité, surmenage intellectuel. La plus importante paraît être le changement de temps.

Ces causes agissent sur le système nerveux, en accentuant l'hyperexcitabilité nasale et peuvent favoriser le développement des crises.

Nous voyons que bien des causes sont regardées

comme occasionnelles de la maladie et que selon la prédisposition de chaque sujet, une ou deux de celles-ci, ont une action très certaine ; mais leur effet se manifeste toujours chez des sujets présentant le même terrain constitutionnel.

SYMPTOMES

Si l'on prend chaque symptôme en particulier, il n'a rien de pathognomonique ; mais réunis et évoluant d'une certaine façon, ces phénomènes donnent le caractère spécifique de la maladie.

Morel-Mackenzie fait deux types bien distincts de l'affection : l'un catarrhal, l'autre asthmatique. A vrai dire, cette seconde variété n'est qu'une forme plus étendue, plus complète de la maladie, un symptôme ajouté au type oculo-nasal. Jamais, d'après les auteurs, les symptômes thoraciques ne sont les premiers en date : toujours ils succèdent ou sont concomitants aux manifestations nasales et oculaires.

Symptômes oculaires. — Les symptômes oculaires sont des plus précoces et se rencontrent chez nos malades d'une façon constante. Dans les premières semaines du mal, sensation de démangeaison des yeux et picotements qui portent le patient à frotter ses paupières à tout instant, afin de trouver un soulagement momentané. La sensa-

tion désagréable reparait très rapidement et est
d'une tenacité désespérante. C'est surtout à l'angle interne de l'œil, que la démangeaison est très
accentuée ; vers la région de la caroncule lacrymale qui est rouge et comme tuméfiée.

Il y a aussi quelquefois tuméfaction des paupières ; mais peut-être est-ce dû à des frictions exagérées. Cependant la malade de l'observation II a
remarqué que même sans frotter ses yeux, ils
étaient gonflés, ainsi que le nez et le reste du visage.

Un autre symptôme qui accompagne le premier,
est le larmoiement, plus ou moins marqué selon
les sujets. Les yeux sont constamment baignés de
larmes et la sécrétion est quelquefois assez abondante pour que ces larmes s'écoulent le long des
joues.

Un troisième symptôme est l'impossibilité de
supporter les rayons solaires, quand ils sont d'une
certaine intensité. Lorsque le malade est trop
directement exposé à la lumière du soleil, il est
obligé de fermer les y san'xnos toutefois ressentir
de douleurs bien vives. L'action du soleil sur les
yeux se manifeste encore par l'exagération des
deux premiers symptômes. La sensation de cuisson arrive bientôt à son maximum et les larmes
coulent avec une extrême abondance. Si le malade
vient à se soustraire à la lumière du jour, tout se
calme. La nuit ces phénomènes sont nuls ou du
moins très peu accentués.

Ces symptômes oculaires sont très manifestes

pendant les premières semaines de l'accès et ils durent avec une acuité variable tout le temps de la maladie. Il n'y a pas de véritable lésion de la muqueuse liée à ces signes. Un peu de rougeur de la conjonctive palpébrale et surtout du grand angle de l'œil, voilà tout. Ce manque de lésions explique la facilité avec laquelle les phénomènes morbides s'amendent et disparaissent presque, lorsque le malade se trouve dans des conditions favorables.

Symptômes nasaux. — Les symptômes du côté du nez sont presque toujours associés à ceux que nous venons de décrire pour les yeux. Ainsi réunis ces divers phénomènes constituent la forme oculo-nasale qui, chez certains sujets, est toute la maladie.

Les symptômes nasaux ressemblent beaucoup à ceux d'un coryza banal, mais intense, tenace et remarquable par ses recrudescences. Souvent pendant les premières années de leur affection, les malades se croient pris d'un simple rhume de cerveau ; ce n'est qu'après plusieurs atteintes, que remarquant les singulières allures de leur affection ils reconnaissent autre chose qu'un vulgaire coryza et se mettent sur la voie du diagnostic.

Un écoulement liquide très limpide se produit par le nez au début et augmente graduellement. Au bout de quelques jours le malade se voit obligé de se moucher fréquemment et dans certains cas presque constamment, car il arrive que le liquide

écoulé a quelquefois une abondance invraisem-
blable.

C'est surtout exposé au soleil, que le malade
voit se produire l'exagération de la sécrétion
nasale : généralement à l'ombre et surtout la nuit,
ce symptôme perd de son acuité et peut même
presque disparaître.

Le liquide qui s'écoule ainsi est très irritant et
comme conséquence, la sous-cloison et la lèvre
supérieure deviennent rouges, douloureuses, bai-
gnées qu'elles sont par le liquide nasal et presque
constamment frottées par le mouchoir.

Au bout de quelques semaines, ce liquide
devient de moins en moins clair et de moins en
moins abondant. Il finit par être remplacé par une
sécrétion d'apparence muco-purulente épaisse et
visqueuse. Peu à peu cette seconde sécrétion dis-
paraît et tout rentre dans l'ordre.

On constate quelquefois du côté de la muqueuse
nasale, un prurit très désagréable, ou bien une
sensation de gêne et de tension, un sentiment
de chaleur et d'irritabilité tout spécial. D'où production d'éternuements sous l'influence de causes
qui ne seraient d'aucune valeur à une autre époque.

L'éternuement de la fièvre des foins est un signe
pathognomonique de l'affection ; il se répète à de
très courts intervalles, en formant des séries nombreuses ; il est irrésistible et très violent.

Les accès d'éternuement sont plus ou moins fréquents, selon les sujets et l'époque de la maladie. Ils se manifestent surtout le matin, peu après le réveil. Le soir et la nuit, ils sont, au contraire, plus rares. Ces manifestations sont très pénibles, surtout quand l'affection arrive à son apogée : à ce moment, il n'est pas rare de voir le patient éternuer 8, 10, 20, et même 30 fois de suite.

Symptômes broncho-pulmonaires.—Certains sujets ne présentent que les phénomènes oculo-nasaux décrits plus haut : tel par exemple le sujet de l'observation III. Cependant dans bon nombre de cas, la maladie plus intense présente un autre symptôme, et des plus pénibles : c'est la dyspnée.

Généralement c'est au bout de deux ou trois semaines qu'apparaît la gêne de la respiration, non pas brusquement mais graduellement. Ce n'est que peu à peu que la dyspnée arrive à son maximum et cela avec des alternatives d'amélioration et d'exacerbation. Il arrive souvent de voir un sujet présenter une accalmie de plusieurs jours qui pourrait faire croire à la guérison ; mais bientôt l'oppression reparaît et les crises augmentent d'intensité et de durée. Assez souvent les phénomènes oculo-nasaux disparaissent en partie ou du moins se placent au second plan.

Contrairement aux autres symptômes qui sont exagérés le jour, au moment de la vive lumière, la dyspnée se montre surtout le soir et dans la nuit. Le malade respire difficilement, il lui semble que sa poitrine est gonflée et qu'il a de la peine à en chasser l'air. En réalité l'expiration est le temps le plus pénible. Les mouvements respiratoires ne présentent aucune augmentation de nombre; ils seraient plutôt diminués.

Quand la dyspnée est modérée, le malade a un certain besoin de mouvement qui est en rapport avec le malaise vague, l'inquiétude qu'il ressent. Il ne peut demeurer en repos, il change de place, recherche l'air frais. Quand l'oppression a atteint son maximum d'intensité, l'attitude est celle des asthmatiques classiques. Le malade est indifférent à tout ce qui l'entoure ; il n'est occupé qu'à respirer. Le décubitus dorsal est sinon impossible du moins très difficile et de courte durée. Le patient assis sur son lit ou dans un fauteuil, appuie ses coudes de façon à fixer les épaules, ce qui donne un point d'appui aux muscles respirateurs. Toute occupation est pénible ; la montée d'un escalier est très fatigante et nécessite des pauses fréquentes. La conversation est presque impossible et la parole faible, entrecoupée, indique les difficultés de l'expiration. Fort heureusement, une rémission se produit d'ordinaire vers le matin ou même au milieu de la nuit et le malade peut goûter un peu de sommeil réparateur.

Dans les premiers temps de la dyspnée, la toux fait défaut, mais ce symptôme vient bientôt se joindre aux autres et rend la maladie de plus en plus pénible. Elle se produit surtout la nuit et con-

tribue pour sa part à empêcher le sommeil. L'expectoration se montre plus tard et se borne souvent à de petits crachats grisâtres, très adhérents
et dont la consistance permet de les jeter dans
l'eau sans qu'ils se dissocient. A mesure que la
maladie avance, les accès dyspnéïques sont de
moins en moins intenses, l'anxiété diminue, la
marche est plus facile et le sommeil plus régulier.
La toux, quoique plus fréquente, devient moins
pénible et l'expectoration plus abondante, plus
jaunâtre se fait plus facilement.

On constate à l'auscultation des râles sibilants
mais bien peu nombreux et disparaissant assez
rapidement. Le tout se passe sans élévation de la
température, mais avec un peu d'accélération du
pouls.

Tels sont les symptômes ordinaires de l'asthme
d'été et en quelque sorte les principaux ; mais en
dehors de ces phénomènes qui caractérisent la
maladie et peuvent être retenus comme pathogno-
moniques ; il faut encore citer des troubles qui
sans être indispensables pour marquer le caractère de la rhino-bronchite annuelle accompagnent
souvent cette affection. Ce sont : la céphalalgie,
constante au début et siégeant surtout vers les
régions frontales et orbitaires ; elle paraît semblable à celle que l'on rencontre dans tout coryza
quelque peu intense. Il faut encore citer des douleurs névralgiques assez vives derrière la tête et
la région supérieure du cou. Ces symptômes sont

généralement accompagnés d'un certain degré de pharyngite et surtout d'embarras gastrique cédant difficilement aux médications ordinaires.

L'asthme d'été s'accompagne toujours d'un certain malaise général, d'abattement et de fatigue. Le malade est incapable de travaux physiques ou intellectuels un peu importants. Le caractère lui-même est quelque peu changé et le patient devient sombre, plus irritable. Il recherche volontiers un isolement relatif.

Il est à remarquer que cette affection qui, au moment de sa plus grande acuité, donne lieu à des symptômes très pénibles et même jusqu'à un certain point effrayants, ne présente presque jamais de complications. De plus, le malade se remet assez vite et une fois la crise terminée reste absolument insensible aux causes qui pendant sa maladie déterminaient des phénomènes si accusés.

DIAGNOSTIC

La forme complète de l'affection des foins, c'est-à-dire, celle qui aux accidents oculo-nasaux, joint la dyspnée, est généralement facile à reconnaître. Il n'en est plus de même lorsque la maladie se borne aux deux premiers symptômes.

Il n'est point rare que le diagnostic reste en suspens pendant deux ou trois années. Cela tient à ce que le malade est généralement moins souffrant et présente des phénomènes beaucoup moins accusés pendant ses premières attaques. Souvent même, il néglige de consulter son médecin, confondant sa maladie avec un coryza ordinaire, peut-être un peu plus fort que de coutume.

C'est surtout la périodicité de l'affection, sa durée avec ses rémissions qui la font reconnaître.

Les éternuements fréquents, par séries, irrésistibles, sont un bon signe de la maladie. L'exacerbation à la lumière du soleil, l'amélioration amenée par l'ombre et la fraîcheur, sont aussi bien caractéristiques.

On pourrait, lorsque les crises s'accompagnent
de dyspnée, confondre l'asthme annuel avec un
accès d'asthme vrai : on évitera cette erreur en
s'informant si l'asthme n'a pas été précédé d'éternuements, de catarrhe oculaire et surtout si l'accès revient chaque année et reparaît à date à peu
près fixe. En résumé, le diagnostic est très facile
lorsque le sujet présente les manifestations du hay
fever depuis quelques années ; mais il est également très facile de faire une fausse interprétation
des symptômes au début de la maladie.

TRAITEMENT

Les efforts des praticiens pour combattre la rhino-bronchite spasmodique, sont aussi nombreux que ceux qui ont été faits pour en déterminer la pathogénie. Chaque théorie ayant eu et ayant encore ses partisans, il en est résulté des traitements différents, mais qui n'avaient pour objectif qu'un symptôme ou qui avaient pour but d'agir sur une seule des causes de la maladie.

Ainsi, les partisans du pollen ne songent qu'à empêcher la pénétration dans le nez de la coupable poussière. Pour cela, ils inventent des appareils plus ou moins ingénieux, mais presqu'aussi désagréables à supporter que la maladie elle-même. Ou bien ils prétendent arriver au même résultat par des voyages sur mer. Ce traitement n'est point pratique pour tous les sujets atteints.

Ceux qui regardent le hay fever comme l'épisode d'une lésion nasale, ne tiennent pas compte de l'état diathésique du sujet et agissent sur le nez par un traitement chirurgical.

Les auteurs qui ont fait jouer le rôle prépondé-
rant aux micro-organismes, ont dirigé leurs efforts
dans ce sens. Ils ont cherché et institué des médications diverses ayant pour objet la destruction
des vibrions qui, d'après leur théorie, donnaient
lieu à tous les symptômes de l'asthme des foins.

Que faut-il conseiller aux malades atteints de
rhino-bronchite annuelle ? Quel traitement ordon-
ner ? On ne doit pas, je crois, rejeter d'une façon
systématique les médications qui portent leur
action sur un seul facteur. Il est raisonnable de
faire un choix judicieux dans l'arsenal thérapeutique existant depuis de longues années. Il faut évi-
ter de faire un spécifique d'une substance ou d'un
moyen quelconque de traitement ; car certain
malade sera amélioré ou même guéri par une médication, laquelle, chez un autre, sera de nul
effet ou du moins d'effet beaucoup moindre.

Étant admis que les sujets atteints de la maladie des foins sont des arthritiques, des nerveux
possédant une muqueuse nasale, trop facilement
excitable ; il faut instituer un traitement qui mo-
difie la diathèse, agisse sur le nervosisme et diminue l'hyperexcitabilité nasale.

C'est en dehors de la saison où se montre la
maladie, qu'il faut surtout lutter contre la diathèse, cause prédisposante importante. On sou-
mettra le malade à un régime diététique convena-
ble. L'exercice corporel, l'usage des alcalins, le
traitement hydro-minéral, sont les moyens qui

semblent indiqués. Ce traitement ne donnera point un résultat immédiat ; mais à la longue, en améliorant le terrain sur lequel évolue l'affection, les manifestations de celle-ci deviendront moins intenses.

A l'approche de la saison des foins, on peut agir chez les nerveux par les valérianates de quinine, de zinc, d'ammoniaque et les bromures de sodium ou de strontium. Ces divers médicaments peuvent atténuer la violence des accès, et dans quelques cas en diminuer de beaucoup la durée.

L'irritation de la muqueuse nasale, amenant par action réflexe les accidents symptomatiques dé l'asthme et du coryza des foins, il faut chercher à diminuer l'excitabilité de cette partie du nez.

Ce traitement local ne doit point faire l'objet de toute la thérapeutique de l'affection ; mais il a une assez large part dans le résultat à obtenir, amélioration ou guérison. La cause occasionnelle, variable pour les différents sujets, échappe assez souvent à nos moyens d'action ; la diathèse est assez difficile et longue à modifier. En agissant sur le récepteur de certaines causes déterminantes, nous empêchons la transmission aux centres nerveux et nous opposons une barrière aux manifestations réflexes de la maladie des foins.

Qu'y a-t-il à faire pour le nez, dans l'asthme d'été ? Deux cas sont à considérer : Il y a ou il n'y a pas de lésion. S'il y a lésion, soit congénitale, soit acquise : rétrécissements, déviation de la

cloison, hypertrophie de la muqueuse ; le traitement chirurgical est certainement à tenter, sans
toutefois être assuré d'un résultat favorable certain. A ce propos, un cas dont je n'ai pu prendre
l'observation, mais qui m'a été raconté par le père
du malade, est un insuccès complet, au compte
de la cautérisation au galvano-cautère. Il s'agit
d'un jeune homme atteint de l'asthme des foins
depuis une dizaine d'années. Le sujet respirant
difficilement même en dehors de ses crises, subit
trois séances de cautérisations de la muqueuse
nasale (Il avait une déviation de la cloison et
hypertrophie de la muqueuse). La respiration se
fit beaucoup mieux ; mais cependant l'année suivante, à l'époque ordinaire, il fut repris de ses
accès de hay fever avec la même intensité et la
même durée. Cet insuccès et beaucoup d'autres
cités par les auteurs, paraissent indiquer que,
lorsque les cautérisations amènent amélioration
ou guérison, c'est plutôt en agissant sur la sensibilité de la muqueuse qu'en détruisant les
lésions.

Quand le nez est sain, mieux vaut en diminuer l'impressionnabilité par des moyens moins
effrayants pour le malade. On peut, si l'on tient
absolument à cautériser, employer, pour ce faire,
des substances chimiques : l'acide acétique, par
exemple, préconisé par M. Sajous, ou encore l'a-
cide lactique. Ces substances ne sont pas d'une
causticité excessive et par leur emploi on ne ris-

que pas de voir se produire des phénomènes d'intoxication :

La cocaïne, mise au second plan, depuis les interventions chirurgicales qui prétendent guérir l'affection, est incontestablement un moyen palliatif de valeur. Il faut l'employer dès le début des accès, soit en solution, soit mélangée à des poudres. On peut l'associer à la poudre de Ferrier, indiquée par Morel-Mackenzie et formuler ainsi : chlorhydrate de cocaïne 0,10 centigrammes, chlorhydrate de morphine 0,12 centigrammes, poudre d'acacia ou de benjoin 7 gr. 50, sous-nitrate de bismuth 20 grammes. Priser environ un quart de cette poudre dans les vingt-quatre heures. On peut aussi se servir d'une solution de cocaïne à 3 pour cent. En mettre une vingtaine de gouttes dans le creux de la main et aspirer fortement : ou bien faire des instillations de la même solution.

Contre les accidents oculaires et surtout la photobie, on peut, à l'exemple de Giffo, combattre ce symptôme en rétrécissant la pupille à l'aide de l'ésérine. Il faut instiller dans chaque œil une goutte du collyre suivant : Sulfate d'ésérine, 2 centigrammes ; eau distillée, 10 grammes. Si ce médicament donne lieu à une céphalalgie trop intense, on remplace par la pilocarpine, dont l'action est moins énergique.

Lorsque les symptômes de coryza sont très intenses, ils paraissent atténués d'une façon marquée par l'emploi de l'atropine : deux ou trois milligrammes dans les vingt-quatre heures.

Le malade dyspnéïque est soulagé par les inhalations de pyridine, le papier nitré brûlé dans l'appartement. On augmente encore l'effet salutaire de ce papier en le trempant dans une solution de datura stramonium, de belladone ou de lobélie.

L'iodure de potassium ou de sodium donnent quelquefois de bons résultats. Dans les accès d'oppression très marquée, les injections sous-cutanées de morphine procurent de réels bénéfices, comme médication eupnéïque et comme modificatrices de l'innervation.

Enfin, quoiqu'on fasse, on a souvent beaucoup de peine à soulager les malades, et il s'en faut que la fièvre des foins soit toujours facile à guérir et même à pallier.

CONCLUSIONS

I. — Le rhume des foins, considéré comme rare en France, est assez souvent méconnu. La maladie présentant, au début, des symptômes généralement peu intenses, n'est pas toujours diagnostiquée à ses commencements ; surtout, le coryza non compliqué d'asthme.

II. — De toutes les théories pathogéniques proposées, aucune ne peut, à elle seule, expliquer d'une façon satisfaisante les phénomènes observés dans le hay fever. Il faut retenir dans chacune d'elles, ce qu'elle a de bon et de suffisamment démontré.

III. — Le rhume des foins est une névropathie réflexe du nez qui, pour se manifester, a *absolument* besoin de l'état prédisposant suivant : arthritisme, nervosisme, hyperexcitabilité nasale. Les lésions du nez ne sont pas indispensables pour l'éclosion des accidents ; mais il y a le plus souvent une hyperesthésie de la pituitaire.

IV. — Les poussières irritantes, dans lesquelles on peut ranger le pollen, les odeurs, la lumière solaire sont les causes occasionnelles ordinaires de la maladie : mais elles varient d'un sujet à l'autre.

V. — Le traitement a varié suivant les conceptions pathogéniques des différents auteurs. Les théories diverses, expliquant la maladie, ont donné lieu à bien des médications dont plusieurs sont inutiles. Il paraît rationnel actuellement, avec l'idée que nous nous faisons des facteurs de l'asthme d'été, d'instituer le traitement suivant :

Modifier la diathèse arthritique, par les moyens appropriés.

Traiter l'état nerveux.

Et enfin, agir sur la muqueuse nasale.

Pour cette troisième et importante médication, employer au début les moyens médicaux, en tête desquels il faut ranger la cocaïne, dont l'usage doit être modéré et prudent.

Si ces moyens échouent, tenter les cautérisations de la muqueuse nasale : au galvano-cautère si le nez présente des lésions ; avec l'acide acétique ou l'acide lactique si la muqueuse paraît saine.

OBSERVATIONS

Observation I

Asthme des foins.

M. C..., industriel à St. Ph., 41 ans.

Comme antécédents héréditaires, le grand père maternel était très asthmatique. La mère a été atteinte à plusieurs reprises de rhumatisme articulaire. Du côté paternel il y a eu quelques troubles nerveux et de la calvitie
très précoce.

M. C..., qui est d'une grande sobriété, présente fréquemment des urines sédimenteuses. A eu un peu de rhumatisme
musculaire. Avant le début de son affection des foins, il
était sujet à des névralgies qui ont presque disparu depuis
l'apparition des symptômes caractéristiques de son affection. Il est d'un tempérament nerveux, facilement impressionnable et un peu irritable.

En 1883, vers le commencement de juin, le sujet eut un
peu de coryza et de bronchite ; mais sans dyspnée. La maladie fait son entrée d'une façon caractéristique en 1884

dans le courant de mai. Cependant le diagnostic ne fut
point posé d'une façon ferme. Un médecin de Paris,
appelé en consultation, émit l'idée que c'était *peut-être* de
l'asthme des foins ; mais surtout, que ce n'était pas de
l'asthme vrai.

Repris tous les ans, du 15 au 29 mai, assez régulièrement, notre malade présente l'ensemble des phénomènes
décrits à la symptomatologie, quinze à vingt jours de
coryza seul, puis alternance de coryza et de dyspnée.
M. C..., ayant très bien observé les symptômes qu'il présente chaque année, a remarqué qu'en 1887 et en 1893, sa
maladie était peu intense. Il fut pris vers le 10 juin 1887,
année où le printemps fut froid et sec, et la végétation en
retard et très peu abondante.

En 1893, la maladie se montre vers le 10 mai. Le printemps arrive à son heure et est chaud. La végétation
est avancée, mais encore très peu abondante. Y a-t-il là,
une relation entre l'intensité moin tre des symptômes et la
poussée des foins peu développée ? Le malade le croit et je
suis assez porté à le suivre sur ce terrain (Pour son cas
seulement, car je crois que les causes occasionnelles diffè-
rent selon les sujets).

M. C... est impressionnable aux odeurs ; mais cette
impressionnabilité augmente dans la période de ses accès
de rhume des foins. Les fleurs, et surtout les roses, peuvent alors amener une exagération des symptômes pénibles. L'odorat est à ce moment beaucoup plus développé
qu'en temps ordinaire. Les rayons solaires ont à peu près
la même action que les odeurs.

Il y avait, dans les premières années, un peu d'embarras gastrique au début. Ce symptôme concomitant, ne
se montre plus depuis 5 ou 6 ans. Le malade se nourrit

bien, sauf dans les accès de dyspnée très forte, et il arrive à la fin de sa maladie sans être affaibli.

Le nez de notre sujet fut examiné en 1881 par un spécialiste de Rouen, et il n'y fut trouvé rien d'anormal. L'examen fut pratiqué en cours de maladie ; mais dans une période de rémission.

Comme traitement interne : Bromure de throntium et iodure de sodium. Ce dernier médicament est pris à des doses infimes (15 à 20 centigr. dans les 24 heures), et voici pourquoi M. C... est excessivement impressionnable à l'action des iodures, et il amène un écoulement nasal assez abondant avec la dose d'iodure indiquée plus haut. D'un autre côté, le malade ayant remarqué que le coryza disparaissait pendant les accès de dyspnée, il traite son oppression et la diminue très notablement en se donnant artificiellement un rhume de cerveau. Cela s'explique par ce fait, que la muqueuse nasale lubréfiée par le mucus, est moins excitable par les agents irritants extérieurs Chez les sujets ordinaires, on obtint le même résultat, par les pulvérisations d'huile de vaseline.

La cocaïne, comme médication externe, a produit de l'amélioration.

OBSERVATION II

Asthme des foins.

Mme S..., 44 ans, femme d'un officier ministériel à B..

Antécédents. — Grand'père maternel asthmatique et de

plus présentait du coryza spasmodique ; car il éternuait
de 30 à 40 fois de suite; ce qui paraissait étonnant à son
entourage. Il est probable que cet ascendant était atteint
de l'affection des foins. Le diagnostic n'en a pas été fait
à cause du moment où se sont produit les symptômes. On
peut sans exagération reporter le fait cité à une cinquan-
taine d'années, époque à laquelle l'affection mal connue
était fort souvent confondue avec l'asthme et le coryza
ordinaire, mais avec une forme bizarre.

Le père de notre malade était diabétique. Il est mort il
y a 11 ans do gangrène des extrémités inférieures.

La mère est également diabétique et sujette à des bronchites fréquentes.

Mme S... a de la gravelle, ainsi que son fils âgé de 10
ans. Sueurs assez fréquentes. Quelques douleurs rhuma-
toïdes et migraines se manifestant assez souvent.

Comme état nerveux : Elle est très impressionnable et
un peu irritable. Souvent elle a des palpitations et cela
sans lésion appréciable du cœur. « De temps en temps sensation de faiblesse générale, de dépression. On constate
aussi chez notre sujet de l'hypéresthésie cutanée. »

La maladie des foins paraît avoir débuté il y a une
dizaine d'années et se manifeste régulièrement vers la
seconde quinzaine de mai, pour une durée de 7 à 8 semaines. Il y a alors pendant quinze à vingt jours du coryza
seul, puis se montre l'asthme qui, chez cette dame, est
très pénible. Notre malade a remarqué que les symptômes
de son affection étaient notablement augmentés pendant
a période menstruelle.

En 1894, Mme S... fut prise à l'époque habituelle de son
rhume des foins ; mais vers le 15 juin il se déclara une
fièvre typhoïde de 25 à 30 jours de durée avec tempéra-

ture de 39 à 40°. Rien de particulier à signaler dans la marche de la dothiénentérie ; mais il est à remarquer que pendant le cours de cette maladie intercurrente, aucun des symptômes du hay fever ne fut constaté! L'année suivante l'affection reparut à l'époque ordinaire et eût sa durée habituelle.

Cette malade a remarqué que les phénomènes morbides étaient surtout exagérés par la lumière vive du soleil et les poussières de l'appartement et des vêtements secoués ou brossés. Par contre les odeurs n'ont aucune action sur la marche de la maladie, sur la manifestation ou l'exagération des symptômes.

Le diagnostic n'a été fait qu'en 1894. Jusque-là, la malade était considérée comme atteinte d'asthme et de bronchite et traitée surtout par les vésicatoires larges et répétés, ce qui la rendait beaucoup plus souffrante et l'obligeait à s'aterli.

En 1895, la maladie reconnue, fut soignée par le sulfate d'atropine, trois milligrammes par jour ; l'iodure et le bromure de sodium. Pas un seul vésicatoire. L'amélioration fut notable et Mme S... ne s'alita pas. La pyridurie diminue les accès de dyspnée.

L'arthritisme et le nervosisme sont bien incontestables dans cette observation.

Observation III

Coryza des foins.

M. Ch..., greffier du tribunal civil de P. A..., 39 ans. Le grand père paternel était très rhumatisant. Le père un peu obèse était atteint d'eczéma de la face et sujet à des diarrhées fréquentes. Rien du côté maternel.

Notre sujet présente comme son père une légère obésité : ses urines sont bien souvent sédimenteuses. Il est assez fréquemment incommodé par des hémorrho. les. Sujet à des bronchites légères et à des sueurs abondantes.

Le malade fait remonter le début de sa maladie à une dizaine d'années ; mais comme il n'est atteint que de coryza et que les symptômes ne sont pas d'une très grande acuité, le diagnostic a été fait par hasard. le sujet n'ayant point appelé l'attention du médecin sur les phénomènes tout particuliers qu'il présentait chaque année.

Comme les malades des deux précédentes observations, M. Ch... est pris chaque année dans le mois de mai et pour une durée de six à sept semaines (Je dirai, en passant, qu'aucun des trois malades que j'ai vus, n'est sujet, en dehors de ses crises, d'affection des foins, au coryza ni à l'asthme. Si par hasard, ils prennent un rhume de cerveau, ce malaise se présente sous la forme ordinaire, et sa marche n'est en rien semblable à leurs accès périodiques).

Chez ce malade, la lumière vive du soleil a une action très nette : elle ramène les accès qui se calment dans l'ombre.

Au moment des crises, céphalalgie frontale et douleurs vives à la nuque. Vers le milieu de la maladie, la muqueuse nasale qui paraissait saine au début, présente de la rougeur, du gonflement et est le siège de picotements très désagréables. L'appétit est conservé et le malade se remet très vite une fois la période d'accès passée.

H. JOUVE, imp. de la Faculté de médecine, 15, rue Racine, Paris

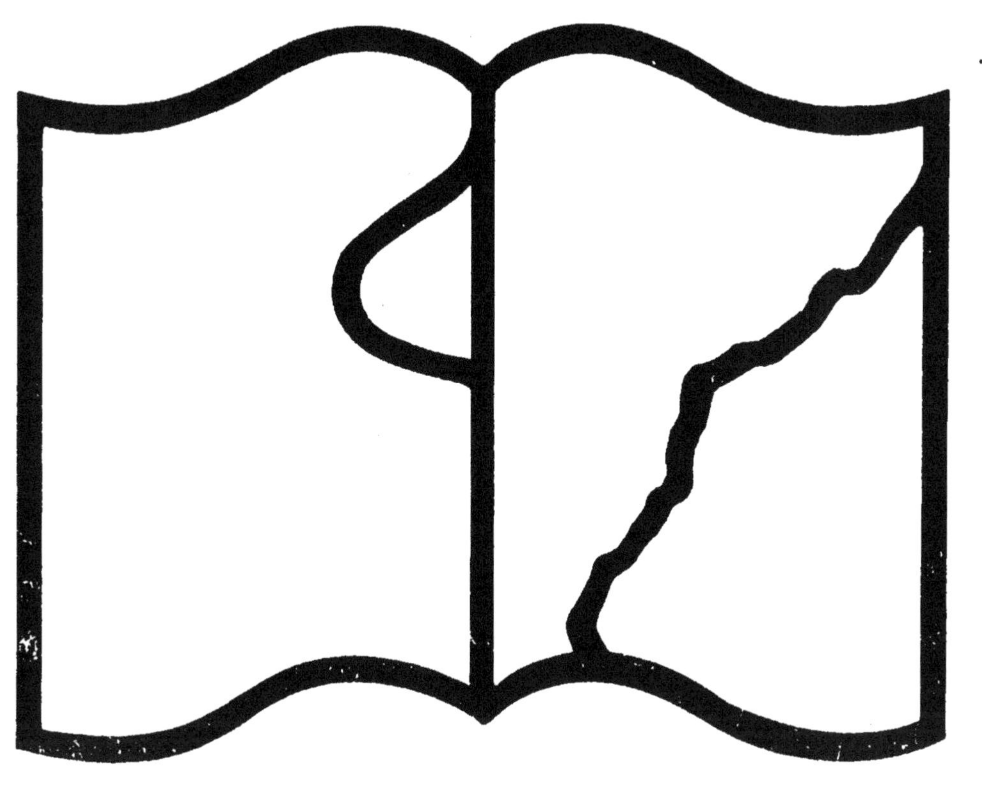

Texte détérioré — reliure défectueuse

NF Z 43-120-11

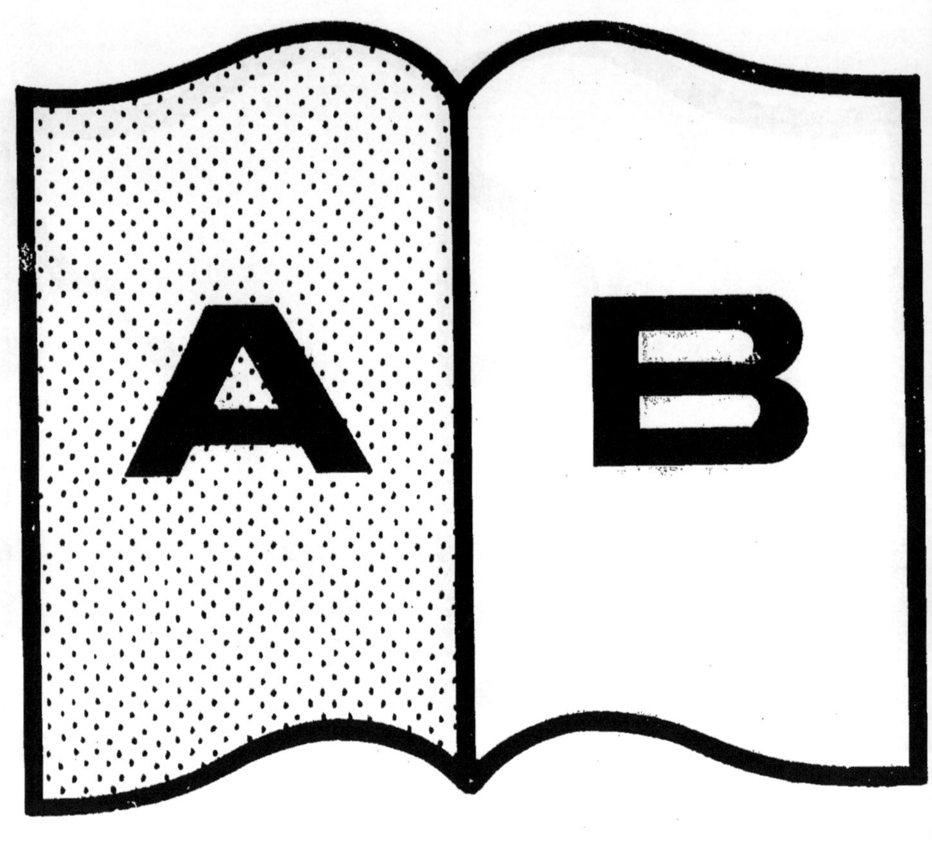

Contraste insuffisant

NF Z 43-120-14

www.ingramcontent.com/pod-product-compliance
Ingram Content Group UK Ltd.
Pitfield, Milton Keynes, MK11 3LW, UK
UKHW020944120726
13693UKWH00004B/1531

9 782013 582186